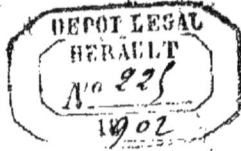

DES

PLAIES DE L'ŒSOPHAGE

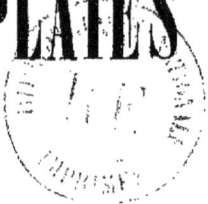

PAR

Le Docteur A. PELOUX

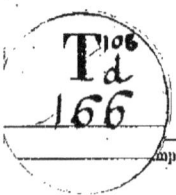

Imprimerie HAMELIN FRÈRES, Montpellier.

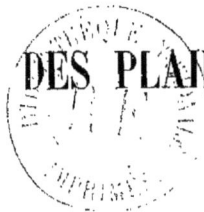

DES PLAIES DE L'ŒSOPHAGE

DES

PLAIES DE L'ŒSOPHAGE

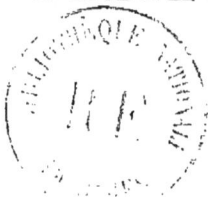

PAR

Le Docteur A. PELOUX

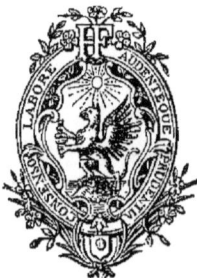

MONTPELLIER
IMPRIMERIE CENTRALE DU MIDI
(HAMELIN FRÈRES)

1902

A LA MÉMOIRE DE MON PÈRE

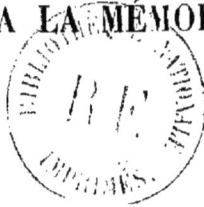

A MA MÈRE

A MON ÉPOUSE

PELOUX

INTRODUCTION

Nous devons l'idée première de ce modeste travail à M. le professeur agrégé Jeanbrau, qui a mis à notre disposition une observation inédite et a bien voulu nous guider de ses conseils avec une bonne grâce et une amabilité dont nous ne saurons trop lui être reconnaissant.

M. le professeur Forgue nous fait le grand honneur d'accepter la présidence de notre thèse ; nous l'en remercions vivement. Qu'il nous permette aussi de lui dire que nous garderons un souvenir ineffaçable de ses belles leçons à sa clinique de l'Hôpital Suburbain.

Enfin, au moment de quitter cette vieille Université de Montpellier, nous tenons aussi à remercier nos éminents maîtres, qui ont eu la tâche de nous instruire et, particulièrement, M. le professeur Imbert, qui a bien voulu, en certaines circonstances, nous prodiguer des encouragements et nous traiter avec la plus grande bienveillance. Qu'il nous permette donc de lui témoigner ici l'expression la plus franche de notre dévouement.

Notre thèse est une étude sur les plaies de l'œsophage.

Voici le plan que nous suivrons :

I. — Notions anatomiques sur l'œsophage.

II. — Étiologie de ces plaies.

III.— Anatomie pathologique.

IV. — Étude clinique : Symptômes. — Diagnostic. — Evolution. — Pronostic.

V. — Traitement.

VI. — Observations cliniques.
Conclusions.

DES
PLAIES DE L'OESOPHAGE

I

NOTIONS ANATOMIQUES SUR L'ŒSOPHAGE

Avant d'entrer dans le fond du sujet que nous nous proposons de traiter, nous croyons que ces quelques considérations
anatomiques sur l'œsophage ne seront pas inutiles pour bien
se rendre compte de certains phénomènes et expliquer
comment il se fait que les plaies de l'oesophage sont relativement rares.

L'oesophage est un conduit musculo-membraneux, dont la
fonction est de permettre aux aliments de passer du pharynx,
auquel il fait suite, dans l'estomac, auquel il aboutit. La
direction de cet organe est verticale, mais non rectiligne : il
répond, dans toute son étendue, à la colonne vertébrale, dont
il suit les diverses courbures ; cependant, il n'est pas direc-
tement accolé à la colonne vertébrale, et, à partir de la quatrième vertèbre dorsale, il s'écarte légèrement. De plus, il
est infléchi transversalement. Ainsi, en quittant le pharynx,
il se porte à gauche jusqu'à la troisième vertèbre dorsale,

2

puis il se courbe légèrement du côté droit pour faire place à l'aorte qui vient se coller sur le côté gauche de la colonne vertébrale. Enfin, à partir de la huitième vertèbre dorsale, il s'infléchit de nouveau à gauche jusqu'à son abouchement à l'estomac. Donc, l'œsophage présente deux courbures que l'on doit connaître au point de vue anatomie pure, mais qui, de l'avis des chirurgiens et des médecins, ne sont pas un obstacle à l'introduction de sondes diverses, et qui, pour certains professionnels (avaleurs de sabre, etc...), ne comptent pas non plus, puisqu'ils s'introduisent assez facilement des corps étrangers divers (canon de fusil, sabres, etc...), qui sont la cause de plaies diverses que nous nous proposons justement d'étudier ici.

Dans son long trajet, l'œsophage répond successivement à la partie inférieure de la région cervicale, au thorax (de la fourchette sternale au diaphragme), et enfin à l'abdomen, entre le diaphragme et l'estomac. Sa longueur totale est de $0^m,23$ à $0^m,25$, et son calibre varie suivant qu'il est vide ou distendu. Si on le considère à l'état de distension (soit par insufflation, soit par injection de liquide), il est arrondi, presque cylindrique, mais son diamètre n'est pas le même dans tous les points ; il existe normalement trois points rétrécis : aux deux extrémités et à $0^m,07$ plus bas que l'orifice supérieur. Au niveau de ces points rétrécis, le diamètre est de $0^m,015$ environ, partout ailleurs $0^m,020$.

Les rapports de l'œsophage avec les organes voisins sont très importants à connaître au point de vue de ce qui nous occupe, car le pronostic plus ou moins sérieux des plaies de cet organe varie suivant que l'œsophage est seul atteint ou bien qu'il y a lésion associée de l'œsophage et des organes voisins avec lesquels il est en rapport. Nous avons à considérer chacune des trois portions de l'organe.

La portion cervicale répond : en avant, à la trachée dont

elle se laisse facilement détacher ; en arrière, à la septième vertèbre cervicale et à la première dorsale, auxquelles elle n'est unie aussi que par un tissu conjonctif lâche ; de chaque côté, au corps thyroïde, à l'artère thyroïdienne inférieure, à la carotide primitive et au nerf recurrent. La déviation à gauche de cette portion a pour effet de la mettre en rapport plus intime avec la carotide primitive gauche et le récurrent gauche qui est en avant d'elle, tandis que le droit longe sa partie latérale droite. L'œsophage est en partie recouvert par les muscles sterno-thyroïdien et sterno-mastoïdien du côté gauche.

La portion thoracique est située dans le médiastin postérieur et se trouve en rapports : en avant, avec la trachée, au point où elle se bifurque, plus bas avec le péricarde ; en arrière, avec le canal thoracique et la grande veine azygos ; plus profondément avec les intercostales droites et les vertèbres dorsales dont elle s'écarte pour se placer en avant de l'aorte.

De la déviation en sens inverse de l'œsophage et de l'aorte, il résulte qu'en haut les deux conduits sont situés sur le même plan transversal, en bas ils sont dans le même plan antéro-postérieur, et à leur partie moyenne ils se croisent obliquement.

Dans la partie abdominale, le diaphragme présente un véritable canal, et non un simple orifice, pour le passage de l'œsophage. Une fois dans l'abdomen, l'œsophage répond en arrière aux piliers du diaphragme, en avant au bord postérieur et à la face inférieure du foie. La surface externe de l'œsophage se trouve encore en rapport dans ses deux tiers inférieurs avec les nerfs pneumogastriques qui la recouvrent sans lui adhérer, et qui l'enlacent de leurs nombreuses anastomoses.

La surface interne de l'œsophage présente une coloration blanche qui contraste avec la couleur rosée du pharynx et la couleur grise de l'estomac. Elle est recouverte de plis longitudinaux, disparaissant dans l'état de distension ; ces plis sont formés par les tuniques muqueuse et cellulo-fibreuse.

Au point de vue histologique, on note trois couches : l'une, externe, musculeuse ; la tunique moyenne, cellulo-fibreuse ; enfin la muqueuse.

Les artères de l'œsophage proviennent de plusieurs sources. Dans la portion cervicale ce sont des branches des thyroïdiennes inférieures. Dans la portion thoracique, elles viennent des bronchiques. Enfin, dans la partie abdominale, elles tirent leur origine de la coronaire de l'estomac.

Les veines sont très abondantes, elles forment un plexus très serré qui s'étend sur toute la longueur de l'organe, et qui, dans certains cas pathologiques, acquièrent un développement exagéré et constituent des varices œsophagiennes, susceptibles de se rompre et d'occasionner des hématémèses.

Les nerfs tirent leur origine des pneumogastriques ; mais il y a aussi quelques filets qui proviennent du grand sympathique.

Quant aux vaisseaux lymphatiques, ils se rendent aux ganglions du médiastin postérieur.

II

ÉTIOLOGIE

On entend par plaie toute solution de continuité produite par un traumatisme direct ou indirect.

L'étiologie des plaies de l'œsophage est des plus intéressantes et des plus variées. Les plaies œsophagiennes ne sont pas fort communes, cela tient à ce que cet organe est situé assez profondément, est bien abrité en arrière par la colonne vertébrale et les muscles de la nuque et en avant par la trachée. Dans la pratique civile ces plaies sont, pour une grande part, le résultat de tentatives de suicide, ou d'homicide, et alors il y a rarement lésion de l'œsophage seul. Le plus souvent, dans ce genre de suicide, l'instrument dont le blessé se sert est un instrument tranchant (couteau, rasoir, canif), et il y a, en même temps, lésion du larynx ou de la trachée.

Ces plaies par instruments tranchants sont caractéristiques: elles ont, dans la plupart des cas, une direction oblique de haut en bas, de gauche à droite; ce qui résulte de ce que le blessé, en général, se donne le coup avec la main droite.

Quelquefois, cependant, les plaies par instruments tranchants sont le résultat de tentatives de meurtre. Enfin, elles peuvent être accidentelles, dans quelques cas très rares. Elles sont alors causées par des fragments de verre, chute sur le bord d'une lame métallique, etc.

Parmi les instruments piquants qui ont occasionné des plaies œsophagiennes, on peut citer des canifs (obs. IX), la pointe d'une épée-baïonnette. Les plaies par instruments piquants sont encore moins communes que celles qui précèdent. Dans une observation de Larrey (*Clin. chir.*, tome II), que nous rapportons avec les autres observations, il s'agit d'un coup d'épée qui, après avoir traversé le thorax, perfora le poumon, atteignit l'œsophage.

Il y a aussi des plaies œsophagiennes par projectiles d'armes à feu, qui ont des caractères très particuliers. Elles sont loin d'être rares en chirurgie de guerre. Wolzendorff (1880, *in Deutsche Zeitschrift für Chir.*) en a réuni quarante et un cas. En général, ces plaies s'accompagnent de désordres graves ; elles sont irrégulières, mâchées. Elles donnent une mortalité très élevée, car indépendamment de la plaie elle-même, il y a des complications à distance (médiastinite, etc.) ou résultant de la blessure d'autres organes.

Les observations V et VI de la thèse Roumégoux sont relatives à ce genre de plaies. Elles concernent des soldats ayant reçu des coups de feu. Ces plaies sont d'un pronostic très grave, souvent mortel ; cependant, dans l'observation V de la thèse Roumégoux, la mort ne survint pas à la suite d'une plaie qui avait détruit toute la partie supérieure de la trachée avec lésion de l'œsophage. La déglutition des aliments et des boissons était impossible. La plaie, dont la perte de substance était énorme, ne put se cicatriser complètement. Au fond de cette plaie, on voyait l'ouverture du bout inférieur de l'œsophage, par laquelle le malheureux blessé s'introduisait une sonde molle pour s'alimenter.

Nous laissons de côté les érosions, ulcérations, perforations de l'œsophage, par déglutition de substances corrosives ou caustiques qui constituent une catégorie spéciale de plaies de cet organe.

A côté de cette division des plaies de l'œsophage, en quelque sorte classique, suivant les instruments qui les ont produites, on peut encore envisager les plaies œsophagiennes à un autre point de vue. C'est ainsi qu'on peut décrire des plaies accidentelles, chirurgicales (intervention sur l'œsophage), professionnelles (avaleurs d'objets divers).

Les plaies accidentelles résultent de tentatives de suicide ou de meurtre ; dans le cas inédit que nous a communiqué le docteur Villeneuve (obs. XVII), le blessé reçut un coup de rasoir qui lui trancha le cou. Ce sont aussi des piqûres, des érosions, ulcérations, déchirures plus ou moins grandes, des perforations causées par des corps étrangers les plus divers (pièces dentaires, fragments d'os, boutons, autres objets parfois munis d'aspérités) qu'on essaie d'extraire de l'œsophage ou bien de repousser dans l'estomac. Parmi les plaies accidentelles, il faut encore citer les fausses routes provenant de cathétérismes malheureux ou maladroits. En procédant au cathétérisme œsophagien, surtout dans les cas nécessités par des rétrécissements cicatriciels ou cancéreux, on sent, à un moment donné, une résistance plus grande que de coutume. Il faut alors s'armer de patience, et ne pas vouloir vaincre l'obstacle malgré tout : car on s'expose, en agissant non pas brutalement, mais simplement en forçant légèrement, à perforer les parois du conduit œsophagien. En général, ces plaies sont très graves et s'accompagnent assez souvent de lésions d'organes voisins, tels que l'aorte, les bronches, le péricarde. Mouton (dans sa thèse sur le cathétérisme œsophagien, Paris, 1876), donne un cas de ce genre, que nous rapportons au chapitre Observations (obs. VII).

Les plaies chirurgicales sont des plaies voulues, faites dans un but déterminé. Ainsi l'œsophagotomie externe est la seule ressource contre les corps étrangers œsophagiens qui ne peuvent être ni extraits par la bouche, ni refoulés dans l'estomac. Encore n'est-elle applicable que si le corps étranger siège dans la partie supérieure de la portion thoracique de cet organe. Elle doit être faite de bonne heure ; en général, elle se pratique du côté gauche, parce que l'œsophage est plus facile à aborder de ce côté.

La ligne d'incision suit le bord antérieur du muscle sterno-cléido-mastoïdien, ainsi la plaie produite est longitudinale et la suture plus facile. Rarement il y a un rétrécissement consécutif à l'œsophagotomie externe ou à une plaie incomplète de l'œsophage qui à quelque analogie avec la plaie produite par l'œsophagotomie externe.

Dans l'œsophagotomie interne, on incise les parois de l'œsophage au nivau de la sténose pour supprimer un rétrécissement que l'on ne peut dilater par le cathétérisme. Cette opération, suivie d'une dilatation prolongée, peut guérir les rétrécissements cicatriciels, mais elle ne peut rien contre ceux d'origine cancéreuse. Actuellement, c'est une opération qui est de moins en moins pratiquée.

Dans le *Dictionnaire encyclopédique des sciences médicales*, on cit^ un cas où l'œsophagotomie interne a amené la perforation de l'œsophage.

Enfin, on peut blesser l'œsophage, en faisant la trachéotomie. Au temps de Chassaignac, la trachéotomie se compliquait quelquefois de plaie de ce conduit ; c'était là une faute opératoire due à ce que le médecin n'enfonçait pas exactement son bistouri sur la ligne médiane de la trachée saisie entre les doigts. Dans ces cas il se fait, à la suite de la blessure de l'œsophage, une fistule qui fait communiquer les deux conduits aérien et digestif. C'est là un accident de plus en plus rare et qui paraît inexcusable à l'heure actuelle.

Par *plaies professionnelles*, nous voulons parler de celles qui surviennent chez une classe d'individus qui exercent, sur les places publiques, le métier de saltimbanques et ont la spécialité de déglutir les objets les plus fantaisistes (sabres, canon de fusil, tisonnier, fourchettes, etc.).

Les plaies de l'œsophage peuvent être étudiées aussi à un

autre point de vue, suivant la portion de l'organe qui est atteinte. Ainsi, nous distinguerons les plaies de *la portion cervicale* de l'œsophage seul ou le plus souvent associées à des lésions d'organes importants du cou: trachée, veines jugulaires, artères thyroïdiennes, vertébrale, et celles de la *portion thoracique.*

Les plaies de la portion cervicale sont les plus fréquentes, parce que dans le cou, l'œsophage, quoique profondément situé et abrité en arrière par la colonne vertébrale, est assez accessible en avant et sur les côtés. Pour la portion thoracique, qui est située dans le médiastin, il n'en est pas ainsi. L'œsophage est ici plus à l'abri des violences extérieures grâce au sternum, aux côtes, et au divers organes thoraciques. Il ne peut être blessé de dehors en dedans que par une balle, ou de dedans en dehors par un corps étranger dégluti (sabres, fourchettes, etc).

L'œsophage n'est presque jamais blessé dans sa portion abdominale, parce que cette portion est très profonde et très abritée. Sur cette partie de l'œsophage se voient presque exclusivement les ruptures de l'œsophage, qu'elles soient spontanées ou le résultat d'un traumatisme au niveau de la région épigastrique.

Exceptionnellement, en effet, on a vu se produire la rupture de l'œsophage à la suite d'un traumatisme de l'épigastre. Nous devons citer à ce sujet notre obs. XII relative à un cas de Raimondi. La rupture de l'œsophage, dans ce cas, fut produite par un traumatisme violent et n'a rien à voir avec les ruptures spontanées de l'œsophage, assez fréquentes, et dont nous n'avons pas à nous occuper ici. La rupture affecte la forme d'une fente plus ou moins longitudinale.

Enfin, dans les contusions très violentes du cou, il se fait souvent un épanchement sanguin ou purulent qui peut atteindre un grand développement, exercer une compression plus ou moins forte sur l'appareil laryngotrachéal et l'œsophage, apporter ainsi une gêne notable à la respiration et à la déglutition. Dans certains cas, on a vu cet épanchement s'ouvrir dans un des deux conduits ou dans les deux à la fois.

Nous ne chercherons pas à discuter ici la valeur de telle ou telle classification des plaies de l'œsophage. Toutes sont acceptables, suivant le point de vue auquel on se place.

III

ANATOMIE PATHOLOGIQUE

Il faut distinguer les cas où l'œsophage est le seul organe blessé, de ceux où il y a des lésions associées de l'œsophage et des organes voisins. Les plaies œsophagiennes ont aussi des caractères différents suivant les instruments qui les ont produites.

Celles qui ont été produites par un instrument piquant sont profondes, étroites; il est presque impossible avec un stylet de connaître la direction du trajet suivi par l'instrument à travers les tissus. Cependant, quelquefois, elles s'accompagnent d'un épanchement sanguin qui dessine leur trajet. Souvent, la lésion consiste en une perforation double, intéressant l'œsophage en deux points diamétralement opposés, dont l'un est en voie de cicatrisation ou déjà cicatrisé, dans les cas où le sujet succombant soit du fait de sa blessure ou d'une complication, on est amené à faire l'autopsie.

Un cas de ce genre est relaté dans notre observation VIII. En général, ces plaies sont peu graves et peu importantes, surtout si les organes voisins (vaisseaux, nerfs, canal rachidien), ce qui est presque la règle, ne sont pas atteints. En effet, ces divers organes, grâce à leur élasticité, fuient le contact de l'instrument qui cause la plaie et s'effacent. De plus, ils sont assez protégés, en arrière par les muscles vertébraux et la colonne vertébrale, et en avant, par l'os hyoïde et les cartilages du larynx.

Les plaies qui résultent d'un instrument tranchant, ont,

presque toujours, une direction oblique, transversale, et cette direction est subordonnée à celle suivant laquelle le coup a été porté. Parfois même la forme de la blessure reproduit, assez nettement, celle de l'instrument qui l'a occasionnée. Dans ces plaies, le plus souvent encore, il y a section incomplète de l'œsophage. Celui ci est rarement sectionné en entier. Dans les cas où il y a section complète, les deux bouts du conduit sont rétractés, surtout le bout inférieur qui est attiré plus ou moins vers la poitrine. Enfin, dans un certain nombre de cas, il y a en même temps des lésions intéressant le paquet vasculo-nerveux du cou ; mais alors la blessure de ces divers organes, celle des vaisseaux surtout, prime la plaie du tube digestif, et d'elle dépend le pronostic. Dans les cas où la section est incomplète, les deux lèvres de la plaie sont plus ou moins écartées.

Quand la plaie est occasionnée par une arme à feu, en général l'œsophage est sectionné complètement. De plus, il y a une perte de substance plus ou moins considérable des tissus et organes voisins, en même temps qu'il manque une partie variable de la paroi œsophagienne, ce qui donne à ces plaies un caractère de gravité exceptionnel. La guérison est cependant possible, quoique fort longue ; dans certains cas, la cicatrisation complète est impossible et il reste alors une fistule.

Parfois les plaies par armes à feu occasionnent simplement une solution de continuité nette, linéaire, qui semble avoir été produite par un instrument tranchant.

Ces plaies par armes à feu, déjà très graves par elles-mêmes, occasionnent souvent des complications du côté de la trachée, des vaisseaux et des nerfs.

Les plaies de l'œsophage sans lésions d'autres organes sont très rares. Peyrot (dans le *Manuel de pathologie externe*) dit qu'on ne connaît guère que trois exemples de plaie de l'œsophage dans sa portion cervicale.

Deux sont contenus dans la thèse d'agrégation de M. Horteloup (sur les plaies du larynx, de la trachée et de l'œsophage, Paris 1869). Un troisième cas a été observé par Gross (de Nancy) et a été rapporté dans la thèse de François (Nancy 1884) sur les plaies de l'œsophage, qui contient en outre six cas de blessures de l'œsophage dans sa portion thoracique.

A ces cas, il convient d'ajouter quelques faits rapportés dans la thèse de Roumégoux (Paris 1878), un cas de Doyen, qui fait l'objet de notre observation I, causé par un coup de revolver, et dont la lésion œsophagienne fut dévoilée par la radiographie, et les quelques autres cas que nous avons pu réunir dans notre chapitre (observations) et relatifs à des plaies de l'œsophage seul ou à celles de l'œsophage et d'autres organes.

Les plaies de l'œsophage accompagnant une lésion du larynx et de la trachée sont plus fréquentes.

La lésion simultanée de l'œsophage et de la trachée s'observe dans toutes les variétés de plaies, mais elle est surtout produite par les instruments tranchants. Dans ces plaies, en général transversales, et siégeant à la région cervicale, le larynx et la trachée peuvent être sectionnés complètement, et derrière eux l'œsophage est plus ou moins lésé. Dans le cas inédit que nous rapportons (obs. XVIII) le larynx était sectionné obliquement et l'œsophage était simplement « troué ».

Les fausses routes, dont l'observation VII est un exemple, survenues à la suite de cathétérismes malheureux ou maladroits, les ulcérations et les perforations causées par des corps étrangers œsophagiens (observation VI), et les ruptures de l'œsophage résultant d'un traumatisme au niveau de l'épigastre (observation XII), ainsi que les diverses plaies œsophagiennes produites par ingestion accidentelle ou volontaire de substances corrosives, caustiques, constituent autant de lésions spéciales, ayant des caractères particuliers.

Depuis l'érosion la plus légère de la muqueuse jusqu'à la perforation complète, et parfois même double de l'œsophage, on a tout observé comme plaie de l'œsophage.

Chez les professionnels (avaleurs de sabres et autres objets), en général, le conduit œsophagien est très dilaté dans son entier, et les divers tissus qui constituent sa paroi sont plus ou moins épaissis, en particulier la muqueuse, qui est molle et de couleur grisâtre analogue à l'aorte. Entre les deux tuniques muqueuse et musculeuse, dans l'espace cellulo-fibreux qui les sépare, il se forme souvent de petits abcès, résultats des excoriations répétées de la muqueuse, occasionnées par le passage journalier des objets les plus divers que ces professionnels essaient d'avaler. Ces petits abcès peuvent se réunir en un seul. Dans notre observation III, à l'autopsie, on trouva, dans cet espace cellulo-fibreux, du pus en assez grande quantité, qui provenait d'un abcès péri-œsophagien diffus de la paroi postérieure de l'œsophage, étendu depuis le pharynx jusqu'au diaphragme. Ces abcès peuvent s'ouvrir spontanément, soit dans le médiastin, soit dans l'œsophage lui-même.

Dans les cas de plaies occasionnées par des corps étrangers, le mécanisme n'est pas toujours identique. La perforation peut être le résultat d'une manœuvre maladroite, ou bien être occasionnée par une des aspérités dont est souvent muni le corps étranger que l'on essaie d'extraire ou de repousser dans l'estomac. Mais la perforation peut aussi, dans certains cas, être occasionnée par un processus spécial ; le séjour plus ou moins long d'un corps étranger dans l'œsophage, son contact permanent en un ou plusieurs points de la muqueuse, peut déterminer à ce niveau de l'irritation de celle-ci, et, si le contact se prolonge quelque temps, on verra se produire une ulcération qui, finalement, aboutira à la perforation de la paroi. Un cas de ce genre constitue notre observation VII.

Nous avons vu que, dans la région cervicale, l'œsophage est rarement seul organe lésé. Le plus souvent, il y a en même temps : plaies du larynx et de la trachée, ou du paquet vasculo-nerveux du cou.

Nous ne nous occuperons pas ici des plaies du larynx, car, derrière le larynx, nous n'avons pas encore l'œsophage, mais plutôt le cavum pharyngien.

Les plaies de la trachée artère sont très variées. Tantôt elle est divisée en travers, tantôt, et le plus souvent, obliquement, et plusieurs anneaux sont intéressés à la fois. La trachée est complètement ou incomplètement incisée. Quand elle l'est complètement, en vertu de leur élasticité, les deux bouts s'écartent de plusieurs centimètres.

Richet cite même un cas où le bout inférieur disparut derrière le sternum.

Le paquet vasculo-nerveux du cou, nous l'avons déjà dit, est parfois atteint, mais assez rarement.

Le plus souvent, les seuls vaisseaux lésés sont les veines superficielles et les vaisseaux thyroïdiens.

La lésion des nerfs récurrents a été plus souvent soupçonnée que démontrée. Cependant, d'après Horteloup, celui du côté gauche est plus exposé. D'ailleurs, une plaie intéressant le paquet vasculo-nerveux est d'un pronostic très grave, le plus souvent même fatal, soit par hémorragie foudroyante, soit par lésion du pneumogastrique.

Dans sa portion thoracique, l'œsophage peut être blessé seul, notre observation X est relative à un cas de ce genre. Mais le plus souvent, pour ne pas dire toujours, la plaie de l'œsophage est consécutive à une plaie pénétrante de poitrine. En même temps que l'œsophage sont lésés les divers organes situés entre les feuillets médiastinaux de la plèvre péricarde, cœur, gros vaisseaux qui en partent ou y aboutissent), la trachée, les bronches, le poumon, la plèvre. Donc les lésions complexes varient suivant les organes atteints.

Dans notre observation XIII, ce qu'il y a de remarquable, c'est moins la lésion de l'œsophage en lui-même que la coexistence de ces deux boutonnières diamétralement opposées, par lesquelles le liquide stomacal refluait et se déversait dans l'une et l'autre plèvre. Ce qui est aussi digne d'attention, c'est qu'une balle ait pu, épargnant le poumon droit, rasant la colonne vertébrale et perforant l'œsophage de part en part, effleurer seulement deux organes essentiels comme le cœur et l'aorte, dont la blessure aurait amené la mort immédiate, alors que le malade n'a succombé qu'aux causes mécaniques de l'irruption de l'air et des liquides alimentaires dans la cavité pleurale.

Une autre observation, rappelant celle-ci par un de ses points, l'écoulement par le plaie thoracique des liquides traversant l'œsophage, est un cas cité par Boyer, d'après Payen, et que nous rapportons au chapitre Observations (obs. XIV).

Consécutivement à ces plaies œsophagiennes de la portion thoracique, simples ou associées, on a observé des complications telles que : du pneumothorax par ouverture de la cavité pleurale, toujours grave ; de l'emphysème sous-cutané, d'abord localisé, puis généralisé ; la blessure d'un poumon ; de l'hémothorax. Enfin, dans la cavité pleurale, on retrouve, dans presque tous les cas, des boissons, des aliments absorbés par le malade et dont la présence en dehors du tube digestif est pathognomonique de plaie de l'œsophage.

Une plaie de l'œsophage peut encore se compliquer de la blessure du médiastin, dans lequel il peut se faire un épanchement plus ou moins abondant de sang, qui peut venir soit des gros vaisseaux de la base du cœur lésés, et alors la mort est inévitable, rapide, ou bien de liquides avalés par le malade.

Enfin, à la suite de plaies par l'œsophage, on a vu survenir des pneumonies (obs. V), des pleurésies purulentes. Par quel mécanisme? Y a-t-il relation entre la blessure de l'œsophage et ces phénomènes morbides? Il serait très intéressant de le savoir.

————————

4

ÉTUDE CLINIQUE

SYMPTOMES. — DIAGNOSTIC. — ÉVOLUTION. — PRONOSTIC

Dans l'étude clinique des plaies de l'œsophage, il ne faut pas envisager ces plaies dans une étude d'ensemble. Suivant que l'œsophage est seul atteint, ou bien qu'il y a lésion associée de l'œsophage et des autres organes cervicaux, suivant que la plaie intéresse la portion cervicale de l'œsophage ou la portion thoracique, on a des symptômes particuliers, et le diagnostic est facile, évident, ou très difficile, impossible même. Les conséquences de la plaie sont aussi des plus variables.

Comme nous l'avons déjà dit, les plaies de l'œsophage seul sont rares. Dans la plupart des cas, les blessures de l'œsophage sont secondaires. La cause qui les a produites a agi en même temps sur les autres organes de la région du cou : larynx, trachée, gros vaisseaux, nerfs.

Les cas de plaies intéressant le conduit laryngo-trachéal et l'œsophage deviennent même exceptionnels si l'on veut rejeter tous les cas où la lésion a porté non sur l'œsophage, mais sur la partie inférieure du pharynx ; mais il est entendu qu'il est préférable de comprendre dans l'histoire des plaies de l'œsophage, celles qui atteignent la portion inférieure du pharynx. En effet, à la partie supérieure de la région cervicale, les voies respiratoires et digestives sont un moment confondues. Le canal aérien croise le tube digestif. Il y a donc une partie commune aux deux canalisations : c'est justement le pharynx.

Les plaies qui intéressent cette région, dite hyoïdienne, sont surtout produites par des instruments tranchants, piquants, ou des balles. Elles résultent des tentatives de suicide, ou plus rarement de meurtre, et sont parfois accidentelles.

Ces diverses plaies sont larges ou petites. Quelle que soit la plaie, l'œsophage peut être sectionné complètement ou incomplètement. Si la section de l'organe est complète, les deux bouts se rétractent, et comme dans ces cas le plus souvent la plaie intéresse en même temps la trachée, on peut voir au fond de la plaie, dont les lèvres sont béantes, à cause de la rétraction des divers muscles sectionnés, les divers bouts des conduits aérien et digestif. Si la plaie est étroite, longitudinale, et que l'œsophage soit atteint en même temps que la trachée, le blessé éprouve de la dyspnée intense, de l'asphyxie, il y a pénétration du sang dans l'arbre aérien, de l'emphysème sous-cutané, et parfois de l'aphonie.

Si la plaie est large, l'asphyxie est encore plus rapide si le malade survit, et la mort n'a pas toujours lieu fatalement ; il y a des complications dont il faudra tenir compte : inflammation, rétrécissement. Dans certains cas, on sera même obligé de faire porter au blessé, durant toute sa vie, une canule à trachéotomie.

Les symptômes qu'on observe sont une hémorragie toujours considérable. Nous ne parlerons pas de celle consécutive à la section des gros vaisseaux. Quand cette lésion se produit, elle entraîne la mort immédiate dans la plupart des cas. Mais, comme nous l'avons vu au chapitre Anatomie pathologique, les gros vaisseaux échappent souvent à l'instrument qui causé la plaie.

La plaie portant sur la portion commune aux tubes aériens et digestifs, on observe des symptômes fonctionnels.

Ces signes sont communs aux plaies de l'œsophage seul ou aux plaies de l'œsophage, du larynx et de la trachée. Aussi peut-on éclairer l'histoire des lésions de l'œsophage dans sa portion cervicale avec des observations où se rencontreraient en même temps une lésion du larynx ou de la trachée. Il y a d'abord un trouble de la déglutition. La manière dont la déglutition s'effectue varie suivant le siège de la lésion. La déglutition est toujours fort gênée; les mouvements d'élévation du larynx sont douloureux, difficiles; il y a de la dysphagie, et quand la lésion porte au niveau de la membane thyro-hyoïdienne, les aliments, les liquides et la salive tendent à pénétrer dans les voies respiratoires : d'où toux spasmodique, accès de suffocation à chaque tentative de déglutition.

Mais le phénomène le plus frappant, c'est l'issue par la plaie des matières alimentaires, des boissons introduites dans la bouche, l'écoulement constant de la salive et l'air expiré. Notre observation, que nous devons au docteur Villeneuve, est à ce point de vue absolument typique : c'est grâce à l'écoulement de liquide par la plaie que M. Villeneuve fit ce diagnostic de la lésion œsophagienne.

Le malade est tourmenté d'une soif vive, la respiration peut se faire librement, l'issue de l'air par la plaie ne la trouble pas. Mais dans certaines plaies intéressant l'épiglotte, les replis arythéno-épiglottiques, on comprend qu'il y ait des accès de suffocation.

Quant à la voix, elle est toujours un peu troublée dans son timbre : voix nasonnée. Rarement elle est abolie, à moins que les cordes vocales se soient en même temps intéressées ou que la lésion ne porte au-dessous de celle-ci.

L'issue de l'air par la plaie peut se faire d'une façon incomplète, peut-être gênée, surtout si la plaie est étroite, et alors l'air expiré s'infiltre sous la peau, occasionne de l'emphysème sous-cutané d'abord, localisé au cou et à la poitrine. L'emphysème peut s'étendre à tout le corps et donner au blessé cette apparence monstrueuse du *mouton soufflé* dont parle Ambroise Paré.

A côté des accès de suffocation, de la dyspnée, de l'aphonie plus ou moins considérable, de l'issue de l'air par la plaie, de l'emphysème, on rencontre un seul phénomène pathognomonique d'une plaie de l'œsophage, c'est l'issue par la plaie de la salive et des diverses substances ingérées. Selon les dimensions de la plaie, elles sortent plus ou moins facilement. Dans les sections complètes de l'œsophage, aucune parcelle alimentaire, pas une goutte de liquide ne pénètre dans le bout inférieur de l'œsophage. Par l'ouverture de la trachée, ces substances peuvent venir dans les voies aériennes et leur présence ici détermine des accidents de suffocation immédiats, des troubles inflammatoires qui ne sont pas toujours sans gravité.

On ne peut considérer comme des signes positifs de plaies de l'œsophage, la douleur dans la déglutition, la soif vive; ni même le hoquet persistant auquel Mondière a voulu attribuer une grande valeur.

On peut voir survenir toutes les complications possibles des plaies, et même les complications sont loin d'être rares, à cause du voisinage de la cavité bucale, milieu septique par excellence, et du contact permanent de la salive et des matières alimentaires avec la plaie.

On a vu aussi ces plaies se compliquer d'hémorragies secondaires, d'érysipèle, d'infection purulente, de phlegmon diffus du cou, d'abcès fusant le long de la trachée et de l'œsophage jusque dans le médiastin. Une pneumonie ou une pleurésie survient parfois, qui emporte le blessé, et l'introduction de parcelles alimentaires dans les voies respiratoires n'est probablement pas étrangère à leur apparition.

Il faut ajouter à ces diverses complications l'inflammation du tissu cellulaire périœsophagien, qui, sous l'influence des substances déversées au niveau de la plaie, prend souvent un mauvais caractère et donne lieu à des fusées prolongées dont nous venons de parler.

Enfin il y a des fistules trachéales et œsophagiennes.

Les deux bouts de l'œsophage peuvent ne pas se coapter, et alors il faut nourrir les malades à la sonde pendant long-temps. Ces fistules sont surtout intéressantes au point de vue de leur traitement.

Nous avons vu que rarement le paquet vasculo-nerveux du cou est intéressé. Quand il l'est, sa blessure prime tout, car l'hémorragie qui en résulte est foudroyante. Mais il y a des cas rares où il y a blessure du pneumogastrique sans lésion des vaisseaux. La section d'un seul nerf pneumogastrique fournit les résultats que révèlent les expériences tentées sur des animaux. La voix devient rauque, le pouls et la respira-tion ne sont pas modifiés. On a cependant observé une res-piration lente, profonde, quelquefois de la dyspnée, des accès de suffocation et du spasme laryngé. Enfin il est des cas où la lésion d'un pneumogastrique a suffi pour occasion-ner la mort (cas d'Heydenreich, observation V).

Le diagnostic des plaies de la portion cervicale de l'œso-phage est assez facile. L'issue par la plaie des matières ali-mentaires et boissons ingérées est pathognomonique. Cepen-dant, dans certaines plaies étroites faites par instruments piquants (tel le cas relaté dans notre observation IX), où l'arme était un canif, on peut méconnaître la lésion œsopha-gienne durant la survie du blessé. Le diagnostic est alors difficile et peut même ne pas être fait.

Dans les plaies larges, béantes, en général produites par des instruments tranchants, on peut voir au fond de la plaie la solution de continuité intéressant l'œsophage. Si la plaie ne communique pas avec l'extérieur, ce qui a rarement lieu dans les plaies de la région cervicale de l'œsophage, le dia-

gnostic est encore difficile, bien qu'alors le blessé accuse une
douleur périœsophagienne de l'emphysème, rejette des caillots sanguins et soit parfois atteint consécutivement de pleurésie purulente par infection ou par propagation.

Le pronostic est toujours grave, mais il n'est pas cependant fatal dans tous les cas : il dépend de la nature de la plaie, de son siège et de l'instrument qui l'a occasionnée. Les sections nettes, mêmes larges, sont d'un assez bon pronostic. Ces plaies fournissent une forte proportion de guérison.

Les plaies par armes à feu sont plus graves. D'après Wolzendorff, la mortalité de ces plaies serait de 43 pour 100, alors qu'elle ne serait que de 22 pour 100 dans les autres plaies.

La mort est cependant possible. Le blessé peut périr dans les premiers moments qui suivent la blessure, quand il s'agit de plaies intéressant le paquet vasculo-nerveux ; mais quand la blessure n'a pas occasionné la mort dans les prmiers jours qui suivent la production de la plaie, celle-ci peut guérir complètement, ou bien guérir en laissant après elle une infirmité, telle qu'un rétrécissement (cela arrive assez rarement), une fistule, ou bien elle se terminera d'une façon funeste à la suite d'une complication survenue à la fin.

La guérison par cicatrisation et réunion des deux bouts est possible, fréquente, rapide ; elle se fait en vingt jours en moyenne.

Voilà pour ce qui concerne les plaies de l'œsophage dans la portion cervicale.

Les plaies de l'œsophage intéressant la portion thoracique donnent lieu à des symptômes que l'on démontre dans les plaies de poitrine, quand la plaie s'est faite de dehors en dedans, ou bien la plaie n'occasionne aucun signe révélateur, et alors ce n'est qu'à l'autopsie qu'on la reconnaît.

Il y a des lésions de la paroi thoracique, des lésions intéressant la plèvre, le poumon, d'où pneumothorax, le péricarde (obs. II). Si la plaie est assez large pour que l'air puisse passer librement, on observe de la traumatopnée, c'est-à-dire l'entrée et la sortie plus ou moins bruyante de l'air par la plaie (obs. XIII). Le pneumothorax peut aussi être le point de départ d'un emphysème sous-cutané plus ou moins considérable, mais en général moins grave que le pneumothorax.

L'hémorragie peut être due à la lésion des vaisseaux de la paroi thoracique (intercostale, mammaire interne), elle est alors peu grave ; mais, le plus souvent, elle est fournie par les vaisseaux du poumon, elle peut dans ce cas être foudroyante, mortelle, ou bien occasionner un hémothorax, et donner lieu à des hémoptysies (obs. III et XIV).

Souvent le pneumothorax existe en même temps, et alors on a affaire à un hémo-pneumothorax.

Dans ces plaies, l'œsophage s'est trouvé ouvert par l'instrument vulnérant (couteau, baïonnette, épée, balle, etc.), qui avait traversé la poitrine et probablement lésé les poumons et la plèvre (obs. VIII, IX, X, XIII, XIV, XV).

Le signe pathognomonique de ces plaies est le déversement dans la cavité pleurale des boissons et aliments absorbés par le malade, et leur sortie par la plaie du thorax en même temps que du sang et du pus.

Dans les cas où l'œsophage est atteint dans sa portion thoracique, et que la plaie se produit de dedans en dehors, et par conséquent ne communique avec l'extérieur, le plus souvent il n'y a aucun signe révélateur de cette lésion ; alors les aliments et les boissons, au lieu d'aboutir à l'estomac, viennent dans la cavité pleurale où elles font un épanchement et occasionnent une pleurésie purulente.

La lésion de l'œsophage passe souvent inaperçue, aucun signe ne permet de la diagnostiquer d'une façon absolue, et à l'autopsie seulement on la trouve. On note parfois de la douleur rétrosternale à la partie moyenne, de la dysphagie.

Le pronostic de ce genre de plaies est très grave, pour ne pas dire mortel dans tous les cas, et assez rapidement.

Les observations II, III, IV, V, VI, VII, XII et XVII sont relatives à des cas de ce genre.

V

TRAITEMENT

Le traitement des plaies de l'œsophage varie suivant les cas. Ici encore il faut distinguer entre les plaies de l'œsophage, seul organe atteint, et les plaies de l'œsophage associées à une plaie du larynx ou de la trachée. Suivant le siège de la plaie, région cervicale ou intra thoracique, l'intervention est possible ou impossible.

Si l'œsophage est seul atteint, et rarement il en est ainsi, et si la section de l'organe est incomplète, on peut laisser la solution de continuité des parties molles périœsophagiennes ouverte, pour que les mucosités, les liquides puissent s'écouler. On fera comme si l'on était intervenu et si le blessé avait eu à subir une œsophagotomie externe.

On peut laisser une sonde à demeure pendant quelques jours, et cette sonde on peut l'introduire par la plaie ou même par la bouche.

Duplay et Reclus sont d'avis d'essayer la suture ; mais ils disent que toutes les fois qu'elle a été pratiquée, elle n'a pas donné une guérison plus rapide que la sonde à demeure pendant dix jours environ. Souvent les fils cèdent, et tout se passe comme si l'on a une plaie non réunie. Autrefois, on avait érigé en principe qu'on ne devait pas suturer les lèvres des solutions de continuité du cou à cause de l'inflammation et de l'infection toujours graves à cette région ; mais depuis l'antisepsie on doit passer outre à ces considérations.

Pour l'œsophage, la suture a été faite dans nombreux cas

et avec succès. L'observation XII de la thèse Roumégoux relate un fait de ce genre: «Un homme de quarante-sept ans tente de se suicider et se coupe le larynx au niveau du cricoïde; la plaie intéresse aussi l'œsophage. On cherche le bout inférieur de l'œsophage dans cette plaie béante qui permet l'introduction du poing. On fixe d'abord ce bout œsophagien au niveau de la plaie; plus tard on le suture à l'autre bout. En même temps, le blessé est porteur d'une sonde à demeure pendant deux mois, et au bout de ce laps de temps il ne reste plus qu'une petite fistule. »

Notre observation XVIII concerne un autre cas où la suture a été faite. Mais il arrive souvent que, comme dans le cas relaté dans cette observation, quelques points cèdent.

La suture n'est pas toujours faite de la même manière. Certains auteurs, comme Terrier, n'intéressent que la muqueuse. Ce genre de suture est en général facile, donne de bons résultats, mais n'est pas nécessaire, indispensable, suivant Nélaton, pour la guérison qu'elle active cependant dans un certain nombre de cas. Elle a un avantage: c'est de permettre l'alimentation du malade sans sonde.

La suture intéressant plusieurs tuniques de constitution différente est plus difficile à faire. Nous l'avons déjà dit, la suture de l'œsophage a été longtemps proscrite comme inefficace, dangereuse même; cependant, la pratique de l'œsophagotomie externe a conduit les chirurgiens à multiplier ces sutures et à reconnaître leur utilité, et, aujourd'hui, la suture de la muqueuse des deux portions œsophagiennes est définitivement admise. Lorsque la section de l'œsophage est complète, et que le bout inférieur s'est rétracté vers la poitrine, il y aurait véritable danger à laisser la cicatrisation se faire dans cette situation: une fistule serait alors inévitable. Dans ces cas, il faudra, comme dans l'observation XII de la thèse Roumégoux, citée plus haut, aller chercher le bout inférieur de l'œsophage dans la plaie, le fixer d'abord aux bords de la plaie et ensuite le réunir au bout supérieur.

La cicatrisation sera hâtée par la présence d'une sonde à demeure qui permet l'alimentation du blessé, sans qu'on ait à craindre le passage des aliments dans les voies respiratoires, ou l'infection des tissus périœsophagiens par ces mêmes aliments.

La lésion simultanée de l'œsophage et du larynx ou de la trachée donne lieu à de nombreuses indications que nous allons exposer maintenant. Si l'œsophage est atteint en même temps que les organes des voies respiratoires, il faut craindre l'hémorragie et l'asphyxie. S'il y a survie immédiate, il est nécessaire de mettre de suite une canule à trachéotomie dans la trachée, suturer les parties molles voisines, et introduire dans l'œsophage une sonde à demeure. Faut-il suturer dans tous les cas ? On peut essayer la suture, mais sera-t-elle suffisante ? On est tenté de suturer les divers organes intéressés par la plaie ; cette intervention n'est pas sans danger. Faite de bonne heure, si l'hémorragie n'est pas tout à fait arrêtée, elle expose à la suffocation par pénétration du sang dans les voies respiratoires. Puis, la plaie se trouvant infectée par les aliments, la salive, le sang plus ou moins altéré, la suture peut devenir le point de départ d'une inflammation qui prend le caractère diffus, surtout si l'on a, en même temps, pratiqué la suture des parties molles et de la peau. C'est d'ailleurs ce qui est arrivé dans notre observation XVIII.

Malgré tout, on pourrait essayer le rapprochement des parties profondes, à la condition de laisser ouverte la plaie intérieure, la panser très antiseptiquement et nourrir le blessé au moyen d'une sonde œsophagienne pour éviter le passage des aliments par la plaie, et faire de l'antisepsie buccale.

On se tiendra prêt à défaire la suture, si des phénomènes d'infection viennent à se produire.

De plus, nous ne saurions trop insister sur la nécessité d'une position inclinée de la tête sur le thorax, qui permette le contact des deux lèvres de la plaie. La cicatrisation suivra alors une marche rapide et la production d'une fistule sera presque sûrement évitée. Cependant, les fistules sont possibles et leur traitement varie avec leur dimension et leur forme. Le plus souvent il faut intervenir et faire une opération autoplastique.

Quant aux plaies œsophagiennes intra-thoraciques, nous avons vu qu'elles passent le plus souvent inaperçues. Dans les cas où le diagnostic a été fait, on n'a pu intervenir, la mort étant survenue rapidement ou étant fatale.

VI

OBSERVATIONS CLINIQUES

Observation I

(Doyen, *Presse médicale*, 12 octobre 1877)

Un homme, X..., dans une tentative de suicide, en chemin de fer, sur la ligne de Nancy, le 5 septembre 1897, se tira une balle de revolver de 6^{mm}. Il se présente à la clinique de M. Doyen, quinze jours plus tard.

M. Roussel, assistant de Doyen, constate à l'examen un orifice au niveau de la paroi postérieure du pharynx. Il y a, de plus, un léger sillon à la surface de la langue.

A la radiographie, le projectile apparaît situé, sur l'écran fluorescent, un peu en arrière et au-dessous de l'angle de la mâchoire inférieure droite et semble, relativement, superficiel.

L'extraction est jugée impossible par les voies naturelles.

Le projectile était, en réalité, situé beaucoup plus profondément que ne semblait le faire supposer la radiographie. Il était enkysté dans une vertèbre cervicale et avait lésé l'œsophage. Une manœuvre violente eût exposé le chirurgien à l'ouverture du canal rachidien.

Doyen fit une incision sur le bord antérieur du sterno-cléido-mastoïdien, au niveau de l'angle du maxillaire inférieur, du côté droit, et atteignit entre la carotide interne et le pharynx les muscles prévertébraux qu'il perfora au point voulu en se guidant sur un doigt introduit par la bouche jusqu'au centre du foyer traumatique. Il charge la balle sur une petite curette. Le malade guérit.

Observation II

(PARKER, *Trans. of the pathol. Soc.*, London, 1848-1849)

Le docteur Parker cite un cas de plaie de l'œsophage avec perforation du péricarde. Il s'agit d'un homme âgé de vingt-trois ans, qui, en essayant d'avaler un sabre, sur une place publique, se perfora la paroi antérieure de l'œsophage et enfonça son sabre jusque dans le péricarde, qu'il transperça. La mort survint par péricardite quelques heures après.

Observation III

CH. GROSS, un cas de mort par blessure de l'œsophage survenue chez un avaleur de sabres. — Autopsie (*Th. Lancet*, 1885).

Rubens S..., âgé de trente-deux ans. Peintre de profession, il était en même temps saltimbanque, et, dans les exercices qu'il exécutait sur les places publiques, il avait l'habitude d'avaler un sabre. Deux jours avant son admission à l'hôpital, en pratiquant son exercice habituel, en poussant son sabre en dedans et en bas, il se blessa un peu, et cracha un peu de sang. Il eut pendant quelques heures beaucoup de difficultés à déglutir les aliments et les boissons. Voyant son état qui s'aggravait, il se fit admettre à l'hôpital le 27 janvier 1885. A son entrée dans le service, son état était très grave. Il accusait une douleur vive dans le thorax et se plaignait aussi de l'isthme du gosier. Il lui était impossible d'avaler quoi que ce soit. De plus, il présentait de l'emphysème localisé à la face et au cou. Son expectoration était sanguinolente. A l'examen de l'œsophage, on ne trouve rien d'anormal. Malgré les douleurs vives ressenties par le blessé, il nous donne quelques détails sur son accident. Il raconte que le sabre dont il avait l'habitude de se servir était un peu ébréché à la pointe, et, dans ses nombreux exercices, il lui arrivait souvent de se blesser légèrement.

En principe, il préfère, dit-il, travailler avec un sabre à lame flexible qu'avec une lame rigide.

Comme traitement, on institua le régime lacté et des compresses chaudes sur le cou. Son état continue à s'aggraver et l'emphysème du cou va en augmentant.

La déglutition, qui était déjà très difficile, devient presque impossible. Le malade est pris subitement du délire, et il meurt subitement à sept heures du soir, le 29 janvier.

A l'autopsie, faite le troisième jour après la mort, on note, du côté de la face et du cou, de l'œdème emphysémateux mou.

Le cœur est hypertrophié, vide.

Les poumons sont congestionnés, augmentés de volume. A la base du poumon gauche, il y a des traces de pleurésie ancienne.

L'œsophage est dilaté dans son entier. Ses parois sont épaisses, et particulièrement la muqueuse qui est molle et de couleur grisâtre, ressemblant à la muqueuse de l'aorte. Entre les tuniques muqueuse et musculeuse, dans l'espace cellulo-fibreux qui les unit, il y a du pus provenant d'un abcès diffus de la paroi postérieure et s'étendant du pharynx au diaphragme.

Il n'y a pas de signe évident de perforation de l'œsophage, mais simplement de l'irritation de la muqueuse et une excoriation sur la paroi postérieure.

Au niveau de la bifurcation de la trachée, on note que le pneumogastrique gauche n'a pas été intéressé par l'abcès.

Les autres organes, y compris les poumons, étaient en bon état.

L'estomac ne présentait pas non plus de lésions, parce que la pointe du sabre ne dépassait jamais le cardia. Il a été impossible de se procurer le sabre dont le blessé se servait.

Observation IV

(Docteur FRANCIS MASSON, *The Lancet*, 1885)

X... entre à l'hôpital le 16 juin, et y séjourne onze jours. Deux jours avant son entrée, il avale en public un sabre jusqu'au cardia. Puis il fait signe à un spectateur de le retirer. Celui-ci, interprétant mal le geste de l'acrobate, l'enfonce davantage au lieu de l'extraire. Deux heures après, la victime a un grand vomissement. On la couche et elle ne peut reposer que sur le côté droit.

Son examen est difficile. Le malade accuse une douleur vive à la portion moyenne du sternum et à la partie supérieure de l'abdomen. La douleur était accrue par les essais répétés de déglutition de boissons, et dans les inspirations profondes. Respiration 20 ; pulsations 84 à la minute.

Le 18 juin, le malade est toujours couché sur le côté droit. La respiration se fait mal. Pulsations 84. Douleur moins vive.

Le 20, pulsations 84. Respiration 26.

Le 21, légère crépitation au sommet gauche.

Le 23, douleur revient ; sensation d'indigestion malgré le régime sévère institué : glace, lait, etc.....

A son entrée dans le service, la température était de 101° Fahrenheit ; le lendemain, 101°2. La semaine suivante, il y a un écart léger de 1° entre les températures du matin et celles soir : le thermomètre oscille entre 101°8 et 99°.

Dans ce cas, il y eut simplement blessure de la muqueuse de la partie inférieure de l'œsophage.

Observation V

(Heydenreich, citée par M. Gangolphe, in *Traité Delbet et Le Dentu*, tome VI.)

Cette observation concerne un professionnel (avaleur de sabre) qui a déjà subie une gastrotomie pour corps étranger de l'estomac (cuiller avalée). En essayant d'avaler un canon de fusil, X... éprouve une vive douleur.

Il retire le corps étranger et, durant quelques jours, il ressent de la douleur, de la gêne dans la déglutition. Puis tout redevient normal et le blessé sort de l'hôpital. Il reprend son métier, essaie d'avaler un tisonnier et de nouveau revient dans le service avec l'objet dans l'œsophage. Il succombe en vingt-quatre heures.

A l'autopsie, on observe deux perforations de l'œsophage à environ 8 cent. de son origine. Le crochet du tisonnier avait déchiré la paroi du conduit, et dans les nombreuses tentatives d'extraction entreprises par le blessé était retenu par la première côte.

Le pneumogastrique droit était atteint, comprimé, congestionné.

Observation VI

(Cas de Duplay, communiqué à la Société de chirurgie, le 7 octobre 1874, et rapporté in thèse Roumégoux, Paris, 1878.)

Un homme de soixante-deux ans entre à l'hôpital. Il prétend avoir avalé un os de bœuf. On lui donne un vomitif qui n'expulse pas le corps étranger.

Le malade accuse une douleur rétrosternale. La déglutition

est assez difficile. On explore alors l'œsophage et on se rend compte qu'il s'agit d'un corps étranger qu'on ne peut extraire. Le 27 septembre, M. Duplay fait le cathétérisme œsophagien avec une olive moyenne, il peut passer, il croit alors que le corps étranger a été rejeté. Le soir, le malade paraît plus fatigué.

Le lendemain, il ne peut plus boire. Puis surviennent tous les signes d'une pneumonie et, le 3 octobre, le malade succombe.

A l'autopsie, on observe des lésions de congestion pulmonaire double. Dans l'œsophage, et à 5 cent. environ de son origine, il y a un fragment d'os, dont un angle a perforé la paroi sur une surface d'une pièce de vingt centimes. Il n'y a pas d'infiltration des parties voisines, et il reste à discuter si la complication pulmonaire qui a amené la mort a été causée par la lésion œsophagienne.

Observation VII

(In thèse Mouton, Paris, 1876)

Il s'agit d'une jeune fille atteinte d'un rétrécissement de l'œsophage, consécutif à l'ingestion d'acide nitrique dans une tentative d'empoisonnement. Cette personne avait l'habitude de se sonder et de s'injecter dans l'estomac des substances alimentaires liquides.

Un jour elle éprouva une résistance qu'elle put vaincre en insistant et en forçant légèrement avec sa sonde, et elle s'injecte, comme d'habitude, environ un demi-litre de lait.

Elle fut immédiatement prise d'une douleur violente de côté et mourut peu de temps après. A l'autopsie, on trouve une perforation de l'œsophage, et le lait qu'elle avait cru mettre dans l'estomac était dans la plèvre.

Observation VIII

(Larrey, *Clin. chir.*, tome III)

Un soldat de la garde reçoit un coup d'épée à la partie supérieure de la poitrine, entre la première et la deuxième côtes, qui occasionne une plaie de l'œsophage. En même temps que le blessé est atteint d'hémorragie, d'emphysème, il éprouve une douleur vive, une grande soif. Dans les moments de déglutition le blessé éprouve une sensation analogue à ce que l'on ressent dans les tentatives de strangulation. Malgré la défense de manger faite au malade, il mangea et mourut.

A l'autopsie, on trouva la cavité pleurale gauche pleine de liquide noirâtre dans lequel sont mélangés des débris alimentaires. Cet épanchement, assez volumineux, déprimait assez fortement le péricarde et le cœur. De plus, l'œsophage portait en deux points opposés des lésions qui étaient, l'une une perforation par où passaient les aliments durant la vie pour venir dans la plèvre, l'autre une cicatrice linéaire récente, indice de l'autre lésion.

Observation IX

(Un cas de Dupuytren, 1810, *in* thèse Roumégoux)

Une jeune fille fut apportée dans le service, présentant une plaie de 3 à 4 millimètres à la partie antérieure du cou, au-dessus du sternum. Abandonnée par un jeune homme, elle avait voulu se tuer avec un canif. Tout d'abord on crut à une feinte de suicide, tant la plaie était légère. Mais la jeune fille eut de la fièvre, s'amaigrit, toussa et mourut trente jours après de granulie.

La lame du canif avait perforé la trachée et l'œsophage, et,

sur la partie postérieure de celui-ci, existait encore une plaie
perforante par où passaient les aliments.

Observation X

(CRUVEILHER, *Anatomie pathologique*)

Une femme est portée à l'hôpital pour plaie du thorax, faite
avec un couteau au-dessus de la clavicule gauche. Elle succombe sept jours après. A l'autopsie, on est très étonné de
trouver le côté gauche du thorax rempli de boissons, d'aliments et de pus. L'œsophage avait été blessé dans sa partie
thoracique, ainsi que le prouve l'autopsie.

Aucun signe, pendant la vie, n'avait fait soupçonner cette
lésion.

Observation XI

(*In* thèse ETIENNE, Paris, 1806)

Le blessé mourut au bout de trente-six heures, les boissons
s'écoulaient par la plaie. A l'autopsie, on trouva l'œsophage
atteint, le poumon droit traversé.

Observation XII

RAIMONDI (Rottura dell' esofago da trauma) *in* (*Bulletin de l'Académie
des sciences médicales* de Sienne, rapportée *in* Centralblatt für Chir.,
1888.

Un employé de chemin de fer se trouva pris entre les
tampons de deux wagons et eut toute la région thoracique
au-dessus de l'épigastre fortement broyée à la suite de cet
accident. De suite après, il eut des vomissements, du collap-
sus, et de l'emphysème sous-cutané, d'abord localisé au cou
au début et qui peu à peu se généralisa sur tout le corps. Le
blessé mourut douze heures après l'accident.

A l'autopsie, on voit le poumon droit fortement congestionné ; il y a du gaz et du liquide noirâtre dans lequel on
reconnaît des débris d'aliments dans le sac pleural droit. De
plus, du côté droit encore, sur la paroi du conduit œsophagien,
on trouve une plaie ayant la forme d'une fente linéaire de
3 centimètres environ : c'est le point de rupture par lequel s'est
déversé le contenu de l'estomac dans la cavité pleurale.

La plèvre du poumon gauche portait la trace d'une déchirure d'environ 2 centimètres.

Durant les quelques heures de survie du blessé, malgré
une auscultation très attentive, rien ne peut révéler ni même
faire soupçonner la lésion œsophagienne et son siège.

Rien de particulier à signaler du côté de la partie osseuse
du thorax.

Observation XIII

Georges Benoit (Un cas de perforation de l'œsophage compliquant
une plaie pénétrante de poitrine par arme à feu) ; in *Marseille
médical*, n° 5, 1ᵉʳ mars 1900.

Il s'agit d'une complication peu fréquente des plaies pénétrantes de poitrine : la perforation de l'œsophage.

Le samedi 2 janvier 1900, à neuf heures du soir, la nommée
P..., après avoir terminé son repas, reçut de son amant un
coup de revolver du calibre 9. Le coup avait été tiré presque
à bout portant, l'agresseur se trouvant en arrière et à droite
de la victime qui s'était penchée en avant, se voyant en danger. C'est dans cette position courbée de la femme P..., que
la balle pénétra dans le thorax, de haut en bas et de droite
à gauche. Après un premier pansement, la blessée est ame-
née à l'Hôtel-Dieu, où elle reçoit les soins de notre collègue
de garde qui constate une plaie pénétrante du thorax, au
niveau de la huitième côte droite, à 10 centimètres environ

de la colonne vertébrale. Les symptômes sont alors ceux qu'on est habitué à trouver dans les plaies pénétrantes de poitrine. L'hémorragie extérieure n'est pas très abondante. La traumatopnée et l'emphysème sous-cutané sont très marqués.

La percussion donne une sonorité exagérée du côté droit, mais elle ne révèle aucun épanchement liquide. La malade n'a eu ni hémoptysies, ni vomissements. L'état général est alarmant, la dyspnée est très intense, le pouls est misérable.

Le lendemain matin, à la visite, le premier pansement souillé est enlevé et nous voyons sortir aussitôt, par l'orifice d'entrée de la balle, 300 à 400 grammes d'un liquide ressemblant tout à fait au contenu de l'estomac après un repas, liquide d'aspect trouble, de couleur violacée, d'odeur aigre, tenant en suspension des débris alimentaires (du lait caillé et de petits fragments de pommes de terre). On pense à une perforation du diaphragme et de l'estomac. Grâce à l'emboîtement réciproque des cavités thoracique et abdominale, une telle lésion pouvait être soupçonnée.

L'état général de la blessée est toujours très mauvais. Il y a de l'orthopnée. Le pouls est toujours filiforme et de plus en plus rapide. Température 36°. Peu d'instants après que le nouveau pansement est terminé, une mèche de gaze avait été introduite par la plaie extérieure ; la malade vomit sans efforts des flots de matières alimentaires.

Le repos le plus complet est ordonné, et un traitement rationnel est institué. Cependant l'état empire toujours, la dyspnée augmente, le cœur faiblit de plus en plus, et la malade meurt asphyxiée le 4 février 1900 à onze heures du soir, vingt-six heures après avoir été blessée.

AUTOPSIE. — Nous avons pu nous rendre compte des lésions que présentait cette femme, après l'autopsie pratiquée par M. le docteur Flavart, médecin légiste. Elles nous réservaient une surprise:

Le trajet du projectile était des plus curieux. Après avoir fracturé la huitième côte droite à 10 centimètres environ de la colonne vertébrale, elle a suivi probablement un court chemin dans le cul-de-sac pleural du côté droit, perforant la plèvre médiastine droite, passant en avant de la colonne vertébrale et de l'aorte, en arrière du péricarde, elle a perforé l'œsophage de part en part et est venue se perdre dans le poumon gauche où elle a été retrouvée.

Le poumon droit est rétracté sur son hile dans la gouttière costo-vertébrale ; il ne porte les traces d'aucune lésion. La cavité pleurale ainsi laissée libre est remplie d'air et d'un peu de liquide, du sang en petite quantité et une centaine de grammes du même liquide louche rendu la veille par l'orifice d'entrée de la balle, et, mêlés à ce dernier, des débris alimentaires.

Du côté du poumon droit, nous trouvons des ecchymoses à la base et une petite déchirure du parenchyme pulmonaire où la balle avait été logée. Il n'y a pas eu de pneumo-thorax de ce côté, mais encore une petite quantité de liquide et des débris alimentaires.

Observation XIV

(In thèse HORTELOUP : Obs. XXVIII)

Un employé des Contributions directes, âgé de vingt-quatre ans, robuste, reçoit un coup de baïonnette à la région antéro-supérieure droite de la poitrine. Il s'enfuit pour échapper à son agresseur, et fait ainsi une demi-lieue sans éprouver aucune douleur. Mais, aussitôt arrivé, le blessé se met à tousser et a des hémoptysies. Payen le trouve dans une angoisse inexprimable. Couché sur le côté droit, la respiration est laborieuse, pénible, douloureuse. Le blessé est atteint d'une plaie entre la troisième et la quatrième côtes, à quatre lignes du sternum.

Cette plaie ne donne lieu qu'à une hémorragie insignifiante, mais de l'air sort par la plaie à chaque expiration du malade.

Le troisième jour, il se fait par la plaie issue de boisson, ce qui indique que l'œsophage devait être lésé. Après divers accidents (fièvre, hémoptysies, etc.), et grâce à une diète absolue, très sévère, le malade guérit.

(Boyer, tome VII, p. 279.)

Observation XV

(Obs. XXVII de la thèse Horteloup)

Une jeune femme se présente à l'Hôtel-Dieu pour une plaie siégeant au-dessus de la clavicule gauche, produite par un coup de couteau.

La blessée succombe le septième jour après son admission. A l'autopsie, on trouve tout le cul-de-sac pleural gauche rempli de boisson et aliments ingérés malgré la défense absolue qui lui avait été faite. L'œsophage avait été atteint dans la portion thoracique. Rien, pendant la survie de la blessée, n'attira l'attention de ceux qui la soignaient, et la lésion œsophagienne passa inaperçue.

(Dupuytren, tome II, p. 334.)

Observation XVI

(Un cas de Delbeau, in thèse Planchon)

Une fille de vingt-neuf ans entre, le 4 novembre 1868, à l'hôpital Beaujon. Dans une tentative de suicide, elle s'est sciée le cou jusqu'à la colonne vertébrale avec un mauvais couteau de cuisine. Elle présente une plaie de 8 cent. transversale-

7

ment et 3 cent. d'écartement. Il n'y a pas de lésion des vaisseaux sanguins du cou. L'œsophage est coupé à sa partie antérieure. Des parcelles d'aliments sortent par la boutonnière de l'œsophage, viennent dans la trachée et occasionnent des quintes de toux jusqu'à ce qu'elles soient expulsées.

Le 12 novembre, le bout inférieur de la trachée par lequel se fait la respiration tend à se rétrécir. Une canule est introduite à l'aide d'une incision faite sur la ligne médiane.

Le 15, la plaie de l'œsophage est guérie. La plaie du cou est cicatrisée, il reste l'orifice trachéal par où se fait la respiration.

Depuis que la blessure existe, l'air n'a plus traversé le larynx, l'orifice inférieur du bout supérieur de la trachée s'est fermé grâce à la formation de tissu cicatriciel. Il a fallu intervenir pour rétablir le passage normal de l'air par la section du cartilage thyroïde sur la ligne médiane, et, à travers les deux lames écartées, on introduisit une canule dans le bout supérieur de la trachée.

Observation XVII
(*In* Thèse Roumégoux, Paris, 1878)

Le 11 juillet 1873, entre à l'Hôtel-Dieu un homme qui avait avalé quelques semaines auparavant un liquide caustique, croyant boire du vin. Il en résulte un rétrécissement de l'œsophage ne permettant plus l'alimentation solide. Le 19 juillet, le cathétérisme est pratiqué, et on sent au commencement du conduit un premier point rétréci que l'on franchit, puis, plus bas, un autre obstacle à 10 centimètres environ du premier. On fait des séances de dilatation jusqu'au n° 9. Le malade sort le 21 octobre.

Il revient dans le servive le 19 novembre, ne pouvant plus

rien avaler. M. Richet passe une bougie armée d'un cylindre conique en ivoire. Environ trois quarts d'heure après, le malade se plaint d'une vive oppression, a la voix nasonnée et présente de l'emphysème du cou et de la poitrine, surtout du côté gauche. Le 20, l'emphysème a encore augmenté; puis il va en diminuant les jours suivants, et, le 30, il a complètement disparu.

Depuis lors, on n'a pas cessé de cathétériser le malade avec de longues bougies à extrémité conique ; mais elles sont peu résistantes et se replient, et le malade n'éprouve pas d'amélioration notable.

A quoi est dû l'apparition de l'oppression, de l'emphysème, survenue après le cathétérisme avec la bougie armée. Il est plus que possible qu'il y a eu lésion de l'œsophage (fausse route).

Observation XVIII

(INÉDITE)

(Due à l'obligeance de M. le docteur VILLENEUVE (de Bessèges),
et communiquée par M. le professeur agrégé JEANBRAU.)

B... (Émile), âgé de vingt-trois ans, exerçant la profession de boulanger, fut blessé dans la région du cou, le 4 octobre 1901, à onze heures du soir.

Pas d'antécédents personnels, mais sa mère est morte tuberculeuse. A la suite d'une discussion futile dans la rue, B... reçoit un coup de rasoir à la gorge. Aussitôt il court chez lui en tenant la main sur sa blessure ; il peut monter deux étages, s'asseoir sur une chaise sans avoir eu de syncope. L'hémorragie est peu abondante.

On appelle le docteur Villeneuve, qui se rend auprès du malade, et, à son arrivée, notre confrère trouve le blessé assis, le front dans ses mains, accoudé au bord d'une table ; en attendant son arrivée, l'entourage n'avait encore rien fait au blessé.

A l'examen de la blessure, il constate une large plaie s'étendant d'une oreille à l'autre, de droite à gauche, ayant sectionné en son milieu le cartilage thyroïde. Du côté droit, la blessure n'intéresse pas la face postérieure du cartilage thyroïde, tandis qu'à gauche, celui-ci est complètement sectionné.

Les bords de la plaie sont très nets, le fond est rouge, et on distingue facilement l'aspect nacré des bords du cartilage sectionné. La longueur de la plaie cutanée est d'environ 17 centimètres.

On ne perçoit pas de bruit de soufflet. Le blessé n'accuse pas de douleurs localisées, mais la déglutition de la salive se fait difficilement Cependant la respiration est bonne, il n'y a pas de dyspnée ; mais la voix est éteinte complètement (aphonie passagère qui cesse si l'on a soin de rapprocher les deux bouts du cartilage sectionné, en maintenant la tête du blessé sur la poitrine ; on a alors une voix nasonnée.

Le docteur Villeneuve fait boire une gorgée de rhum à son blessé et il constata qu'un peu de rhum sortit de l'œsophage par un petit orifice et vint baigner le fond de la plaie. Très surpris, il examine avec l'éclairage le plus intense possible et il constate que l'orifice par lequel s'échappe le liquide est de la grandeur d'une tête d'épingle noire.

Après désinfection des mains au lysol, il lave la plaie au sublimé et à l'eau chaude, et, sans anesthésie, il suture la petite plaie avec le catgut le plus fin qu'on a pu se procurer, en se servant d'une aiguille courbe très fine (de celles dont on se sert en général pour les yeux). Un seul point de suture de haut en bas est nécessaire pour obturer l'orifice. On fait de nouveau boire au blessé une gorgée de rhum et l'opérateur a la satisfaction de ne plus voir sortir le rhum par l'orifice qu'il vient de suturer. Puis le docteur Villeneuve fait courber le plus possible la tête à son blessé, et tandis qu'un aide, aux mains désinfectées, maintient en contact les deux bords de la plaie cutanée, il entreprend la suture du cartilage thyroïde avec du gros catgut et une aiguille courbe de la grandeur des Hagedorn. Les points de suture sont ainsi placés : deux sur la face droite, un sur le milieu, trois sur la face gauche. On n'a pu arriver à suturer la face postérieure du thyroïde. En faisant la suture, l'opérateur a toujours fait son possible pour n'intéresser que les couches superficielles des divers tissus, mais il n'est pas certain de ne pas perforer ces tissus.

Le docteur Villeneuve a trouvé ces points de suture difficiles à faire. Après avoir recouvert cette suture d'une lamelle de gaze iodoformée, il fait la suture de la peau au crin de Florence (21 points).

Pour faciliter la réunion des deux lèvres de la plaie, le pansement est fait de manière à maintenir la tête courbée sur la poitrine, et cela pendant quelques jours.

Les trois premiers jours, le blessé est nourri avec des lavements alimentaires composés de :

> Jaunes d'œuf . . . . N° 2
> Peptone liquide. . . . 1 cuillerée à café
> Lait. . . . . demi-verre.

au nombre de cinq par 24 heures.

La température du blessé, qui était de 35°8 après l'opération, remonte le lendemain matin à 39°7, et, pendant les cinq jours qui suivent, oscille entre 38° et 40°; le blessé est très abattu.

Le blessé, qui n'avait pas parlé depuis sa blessure (l'auteur croit cependant qu'il pouvait le faire), commence à parler facilement le cinquième jour, en même temps qu'il essaie d'avaler du lait avec de l'eau de Vichy et du café.

Le sixième jour, on procède au premier pansement. Le

docteur Villeneuve enlève la mèche de gaze située entre le cartilage et la peau, tout paraît en bon état; il remet une nouvelle mèche de gaze et refait un léger pansement occlusif.

Le huitième jour, le blessé commence à tousser et à expectorer des crachats jaune-verdâtre, sanguinolents, qui, au lieu de suivre la voie normale, le point de suture placé au milieu de la face antérieure du thyroïde ayant cédé, passent par ce nouvel orifice, infectent la plaie cutanée dont sept crins de Florence cèdent, et il se fait un orifice laryngé ayant la dimension de 2 cent. carrés et une nouvelle plaie cutanée de 7 cent. environ.

Au deuxième pansement, cette plaie cutanée, qui présente quelques bourgeons charnus et un peu de suppuration, est soigneusement désinfectée par l'auteur, qui recommence ses sutures (cartilage et peau). De nouveau, les points de suture cèdent. Alors, il se contente de faire des pansements très soignés et décide de laisser la plaie se fermer d'elle-même. Quinze jours après, il reste la plaie du larynx et une plaie cutanée d'environ 4 cent. Le docteur Villeneuve munit son blessé d'une canule à trachéotomie pendant quatre jours, puis l'enlève et voit son blessé encore sept à huit jours. A ce moment, il ne croit plus ses visites nécessaires au blessé, qui mange bien, dort, promène. Sa voix est encore nasonnée, mais compréhensible. Bien que fortement anémié, le blessé commence à reprendre ses forces. La plaie bourgeonne bien, il conseille alors le séjour à la campagne.

Deux mois après, en janvier 1902, le docteur Villeneuve rencontre son blessé en parfaite santé : la voix était claire, le teint frais. Au niveau de la blessure, il présente, un peu à gauche de la ligne médiane, une très petite fistule qui ne le gêne en rien. Il essaie de nouveau de tarir ce trajet fistuleux en l'avivant avec le thermo-cautère et en suturant, mais les fils ne tiennent pas. La peau est d'ailleurs très mauvaise en cette région, à cause de la longue suppuration qu'il y a eu. La fistule persite *très petite*, mais cependant visible. La longueur de la cicatrice cutanée est de 17 centimètres.

CONCLUSIONS

I. — Dans les plaies de l'œsophage, il faut distinguer celles qui intéressent l'organe dans sa portion cervicale et celles qui siègent sur sa portion thoracique.

Les plaies de la région cervicale comprennent :

Les plaies de l'œsophage, seul organe atteint, et les plaies de l'œsophage associées à des plaies du larynx et de la trachée. Elles sont, en général, produites de dehors en dedans.

Celles qui atteignent l'œsophage dans sa portion thoracique forment un groupe à part. Dans les cas où la plaie a été faite de dehors en dedans, il y a plaie pénétrante de poitrine et consécutivement lésion de l'œsophage.

Dans certains cas, la plaie se fait de dedans en dehors (corps étrangers qui déchirent l'œsophage, fausse route par cathétérisme, éclatement de l'œsophage par traumatisme de poitrine).

On peut aussi diviser les plaies de l'œsophage en plaies accidentelles, chirurgicales et professionnelles.

II. — Les plaies de l'œsophage ont des caractères différents, suivant l'instrument qui les a produites. Elles sont étroites, larges.

L'œsophage est perforé en un point ou bien présente deux perforations, est sectionné complètement ou incomplètement.

Depuis l'érosion la plus légère jusqu'à la section complète de l'organe, on a tout observé comme plaie de l'œsophage.

III. — Les plaies de l'œsophage seul sont rares. Le plus souvent, il y a plaie de l'œsophage et des autres organes du cou ou du thorax.

Les symptômes varient suivant les cas. Il y a hémorragie, trouble de la déglutition, dysphagie, accès de suffocation par introduction de parcelles alimentaires dans la trachée donnant lieu à des quintes de toux spasmodique à chaque tentative de déglutition.

Le phénomène le plus frappant, le seul signe absolu de plaie de l'œsophage, c'est l'issue par la plaie de la salive, des aliments et des boissons ingérées.

L'emphysème sous-cutané est très fréquemment observé.

Les plaies de l'œsophage peuvent subir toutes les complications des plaies. Les plus fréquentes sont: l'emphysème, qui peut se généraliser, les abcès péri-œsophagiens et du médiastin, la pleurésie purulente.

Enfin, ces plaies peuvent produire des fistules trachéales et œsophagiennes.

IV — Le diagnostic est, suivant les cas, facile ou difficile. Le pronostic est toujours grave, mais il n'est pas fatal dans tous les cas. Cependant les plaies de la portion thoracique sont infiniment plus graves que celles de la portion cervicale, et de l'instrument qui a produit la plaie, on peut aussi déduire un pronostic plus ou moins grave. Ainsi les plaies par armes à feu sont beaucoup plus sérieuses que les autres.

V. — Les plaies de la portion thoracique donnent lieu à des symptômes que l'on rencontre dans les plaies de poitrine, si

8

la plaie est faite de dehors en dedans. Dans nombreux cas, où l'œsophage fut atteint dans la portion thoracique, le diagnostic ne fut pas fait, rien ne permettant de soupçonner que l'œsophage a été lésé, et ce n'est qu'à l'autopsie qu'on reconnut l'existence de la plaie.

VI. — Le traitement varie suivant les cas. Si l'œsophage est seul atteint, et dans sa portion cervicale, si la section de l'œsophage est incomplète, on peut laisser la plaie des tissus périœsophagiens ouverte, et on mettra une sonde à demeure pendant quelques jours.

Certains auteurs sont d'avis de faire la *suture*. Est-elle absolument nécessaire et indispensable? Les uns disent oui; d'autres ne l'admettent pas. Autrefois, la suture était considérée comme inefficace, dangereuse même, et était absolument proscrite. Dans le cas inédit qui fait l'objet de notre observation XVIII, elle fut faite immédiatement après l'accident; mais, comme cela arrive souvent, quelques points cédèrent.

Comment faut-il suturer?

Certains ne font que suturer la muqueuse (Terrier). Cette suture est en général facile, mais elle n'est pas indispensable; toutefois elle permet l'alimentation du malade sans sonde.

On a proposé aussi de faire les points de suture à travers les diverses tuniques de l'organe : c'est un procédé plus difficile, et aussi plus incertain.

Si l'œsophage est sectionné complètement, il faut aller chercher les deux bouts au fond de la plaie et les réunir en une seule fois, ou bien fixer le bout inférieur aux bords de la plaie, et plus tard faire la suture.

La présence d'une sonde à demeure durant les quelques jours qui suivent l'intervention facilite la cicatrisation rapide et empêche le contact des aliments au niveau de la plaie.

Dans les plaies de l'œsophage et du larynx ou de la trachée, il faut éviter l'asphyxie imminente, et, pour cela, munir le blessé d'une canule à trachéotomie, et en même temps d'une sonde œsophagienne à demeure.

La suture immédiate est possible, mais on peut aussi n'intervenir que quelques jours après. Dans les cas de plaies intéressant la portion intrathoracique de l'œsophage, rien à tenter pour le moment.

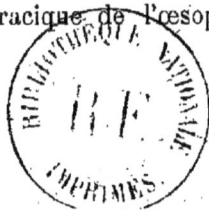

SERMENT

En présence des Maîtres de cette École, de mes chers condisciples et devant l'effigie d'Hippocrate, je promets et je jure, au nom de l'Être suprême, d'être fidèle aux lois de l'honneur et de la probité dans l'exercice de la médecine. Je donnerai mes soins gratuits à l'indigent, et n'exigerai jamais un salaire au-dessus de mon travail. Admis dans l'intérieur des maisons, mes yeux ne verront pas ce qui s'y passe, ma langue taira les secrets qui me seront confiés, et mon état ne servira pas à corrompre les mœurs ni à favoriser le crime. Respectueux et reconnaissant envers mes Maîtres, je rendrai à leurs enfants l'instruction que j'ai reçue de leurs pères.

Que les hommes m'accordent leur estime, si je suis fidèle à mes promesses! Que je sois couvert d'opprobre et méprisé de mes confrères, si j'y manque!

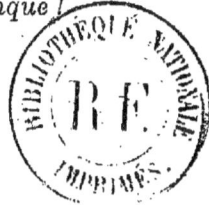

74

www.ingramcontent.com/pod-product-compliance
Lightning Source LLC
Chambersburg PA
CBHW050515210326
41520CB00012B/2314